NOTICE

SUR LA GUÉRISON

DES

AFFECTIONS NERVEUSES

NOTICE

SUR LA GUÉRISON

DES

AFFECTIONS NERVEUSES

(CÉPHALALGIE, TIC, ODONTALGIE, OTITE,
CRISES NERVEUSES, HYSTÉRIE, SPASMES, PARALYSIE,
ATONIE, DÉBILITÉ, ENNUI, ABATTEMENT, ANGINES,
SCIATIQUE, LES NÉVROSES, ASTHME, CHORÉE, HYPOCHONDRIE,
DELIRIUM TREMENS, ALIÉNATION, ETC.)

PAR

LE Dr ALLEN

Gradué d'Oxford (Angleterre), de Philadelphie (États-Unis), etc., etc.

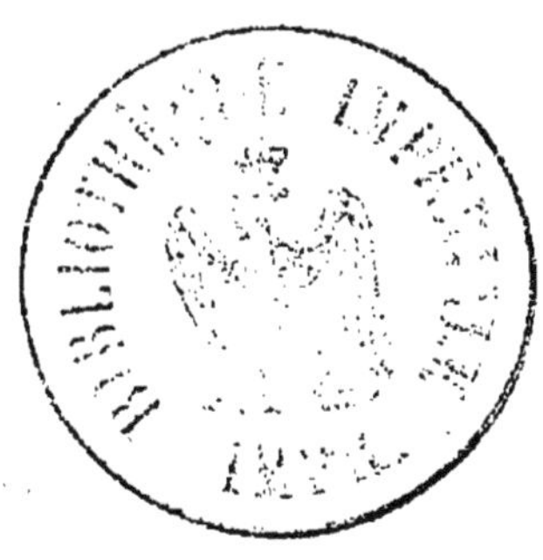

PARIS

PUBLIÉ CHEZ L'AUTEUR

157, Faubourg Saint-Honoré, 157.

AFFECTIONS NERVEUSES

Leurs causes; leur traitement ordinaire;
Leur guérison.

Les maladies nerveuses forment une véritable légion. Soit qu'on les appelle névralgie, névrose, céphalalgie, prosopalgie, sciatique, spasmes, angines de poitrine ; soit qu'on les distingue comme goutte, rhumatisme, maladies tremblantes, débilité, atonie, marasme, accès de paralysie entière ou partielle d'un seul ou de plusieurs membres; soit même qu'on y rapporte les différents troubles nerveux ou perturbations à partir du moment où le malade s'ennuie de tout, reste abattu et sans courage, jusqu'à l'instant où le malade arrive à tout degré de l'affection cérébrale, telle que la mélancolie, l'hypo-

chondrie, le delirium tremens, et certaines formes
d'aliénation mentale; toutes ces maladies doivent
être classées comme affections nerveuses.

Malheureusement il n'est point nécessaire de
décrire ces maladies. Presque tout le monde a
quelque affection nerveuse, ou trouve auprès de lui
un parent qui en souffre. La vie qu'on est obligé
de mener est suffisante pour donner à tous, excepté
à ceux qui possèdent une santé de fer, cette triste
connaissance.

Lorsqu'on pense aux quantités de substances
toxiques qu'on absorbe (parmi lesquelles il faut
citer en première ligne le tabac, les esprits, le café,
l'opium, le quinquina, le mercure, l'absinthe, les
essences, les parfums, autant de poisons auxqnels
viennent se joindre l'absorption de l'air vicié, l'eau
impure, le régime excitant et la nature fraudée de
presquetout ce qui se vend); lorsqu'on pense enfin
à ce que la mode, le monde, et même les soucis
de la vie ordinaire nous imposent à tous; lorsqu'on songe surtout au jeu des passions et à
leurs excès, il faudrait plutôt s'étonner que les
maladies nerveuses ne soient pas encore plus nom-
breuses.

A Paris, où les exigences de la vie privée et publique nécessitent tant d'écarts d'un régime salutaire, ces maladies règnent dans tous les rangs de la société.

Et de toutes les maladies qui affligent l'humanité, aucunes n'exigent plus de soins et en même temps plus de délicatesse pour amener la guérison que ces pénibles affections du système nerveux.

Mais, en France, comme si on désespérait de les guérir, on les traite d'une manière à la fois si violente, si douloureuse, et si cruelle que, sans les preuves que nous allons donner, le lecteur ordinaire ne pourrait croire à quel point les médecins se permettent, sans doute avec ces bonnes intentions dont on dit que l'enfer est pavé, de torturer les malheureux qui s'adressent à eux pour être soulagés.

Pour faire comprendre quel est le traitement des médecins officiels de ces maladies, nous citerons tout simplement les extraits suivants de leur FORMULAIRE MAGISTRAL, recueil des ordonnances de plus de cinq cents des plus célèbres praticiens, et préparé pour le « public médical » par un illustre professeur d'hygiène à la Faculté de médecine de Paris,

président de l'Académie impériale de médecine
en 1866, et membre de beaucoup d'autres aca-
démies et sociétés médicales. Ce formulaire pré-
sente « aussi exactement que possible l'état de la
médecine active au moment où il est publié, » c'est-
à-dire aujourd'hui, car une nouvelle édition est
publiée chaque année et il est hors de doute qu'elle
représente fidèlement les traitements en vogue dans
les hôpitaux et dans les clientèles particulières des
médecins les plus connus.

Cherchons donc le traitement officiel des maladies nerveuses à la page 545 et nous lirons :
« NÉVRALGIES, — *Moxas*, — *Électricité*, — *Acupuncture*, » et beaucoup d'autres remèdes, avec un avis de
voir Céphalalgie... Nous voyons à la page 522 :
« Céphalalgie, — Migraine, — Céphalée, » — et
comme leurs remèdes, « *Séton*, — *Moxas*, — *Vésicatoires*, — *Émissions sanguines*. »

Ainsi, pour les névralgies spécifiées (voir p. 548)
comme « Céphalalgie, — Odontalgie, — Tic, —
Angine nerveuse, — Pleurodynie, — Gastralgie,
— Entéralgie, — Sciatique, — Douleurs, » — le
premier, le meilleur et le plus officiel des traitements est celui des moxas. Ces moxas sont de pe-

tits cylindres de coton cardé, de la moelle de su-
reau, ou du duvet de l'armoise de Chine : ces
matières sont trempées dans une solution de bi-
chromate de potasse, pour en rendre la combustion
plus active; ou bien, une feuille de papier non
collé est trempée dans du sous-acétate de plomb et
séchée pour confectionner soixante cylindres qui
brûleront toujours parallèlement à la base (c'est-à-
dire sur le niveau de la peau vive) et avec assez de
lenteur pour développer graduellement cette cha-
eur qui doit enfin *faire éclater l'épiderme* et produire l'eschare. Traduit du langage médical du
Formulaire, ceci veut dire que les moxas sont de
petites machines de torture employées pour brûler
lentement et faire des trous dans la peau, sur
l'étrange hypothèse que ces moxas, par les souffrances aiguës qu'ils imposent, sont « utiles dans les
névralgies. » Après une expérience personnelle de
trois, non pas du nombre ordonné de soixante,
nous pouvons déclarer que ces moxas font une
douleur atroce à une peau ordinairement sensitive
et affectent très-douloureusement le système nerveux entier. L'affection névralgique pour laquelle
nous en fîmes essai redoubla d'intensité après leur
emploi.

2.

Le second traitement, « Électricité, » est bien décrit comme « moyen excitateur très-puissant, » et la seule observation que nous faisons en ce moment sur ce second traitement c'est que le Formulaire magistral le classe parmi les « *Médicaments* stimulants , » bien que l'électricité ne soit pas un médicament du tout, mais un agent de très-difficile emploi et, partant, rarement « utile dans les névralgies. »

Passons au troisième traitement, celui d'acupuncture. Classé aussi dans ce Formulaire parmi les « *Médicaments* stimulants, » le savant auteur définit ainsi le troisième meilleur traitement des névralgies. Acupuncture est « la piqûre méthodique de certaines parties à l'aide d'aiguilles métalliques, » et plus loin, « on stimule les fibres *du cœur* et du diaphragme à l'aide d'aiguilles *qu'on y enfonce* pour quelques instants ! » Aiguilles métalliques enfoncées pour quelques instants dans le cœur !!

Nous sommes persuadés que les grands praticiens de la médecine normale n'ont recours à cette méthode plus que dangereuse que dans les cas extrèmes lorsqu'ils ne conservent plus aucun espoir de sauver le malade : mais indiqué ou recom-

mandé dans un formulaire émanant des personne
que le corps médical peut avec raison considére
comme compétentes, ce traitement pourrait donne
lieu à des erreurs regrettables.

Après un traitement si héroïque de ces névral
gies, on ne s'étonne plus que, pour une simpl
« migraine » on ordonne encore des *Moxas*, — de.
Sétons, — des *Vésicatoires* et des *Emissions san
guines*. — Le malade doit se demander s'il ne vau
pas mieux souffrir que d'endurer de si terrible
remèdes.

Poser un SÉTON c'est inciser deux trous dans l
chair, pour passer sous la peau soulevée un
mèche ou un écheveau enduit d'un onguent irri-
tant, et pour « activer » la suppuration qui s'en-
suit, on remue assez souvent cet instrument de torture : c'est aussi douloureux que rebutant.

Les délices du VÉSICATOIRE sont brûlure, cuisson,
irritation intense, grande plaie, peau défigurée, et
la forte probabilité est qu'il s'ensuivra un empoi-
sonnement du sang et des nerfs, ou de graves
désordres de la vessie.

Les ÉMISSIONS SANGUINES préconisées dans le
même Formulaire renferment les saignées, les

ventouses scarifiées, et les sangsues. La formule des émissions sanguines d'un fameux médecin est donnée tout au long. Elle est trop écœurante. En la lisant on frisonne.

« *Premier jour.* Une saignée du bras de 4 palettes, le matin ; une seconde le soir, de 3 ou 4 palettes. *Dans l'intervalle* des deux saignées on appliquera sur le côté douleureux *trente sangsues ou des ventouses scarifiées,* de manière à obtenir 3 palettes de sang environ !... Et ainsi de suite jusqu'au quatrième jour. Pour que le malade puisse résister à un semblable traitement, il le faudrait aussi vigoureux que Victor-Emmanuel et plus robuste que l'illustre Cavour qui y succomba. Et encore faut-il ajouter que si par miracle il vit au « quatrième jour, il est mieux de renoncer à la saignée et d'appliquer UN LARGE VÉSICATOIRE sur le côté malade !! » Mon Dieu, oui, c'est l'Académie impériale de médecine de Paris, qui par la bouche de son président pour 1866 recommande, justifie, enseigne, ordonne et préconise ces moyens horribles de tourmenter, d'épuiser, et malheureusement pour arriver souvent à un résultat négatif. Devrait-on toujours tolérer cette routine dans le pays où l'auteur de Gil-Blas a décrit un Sangrado ; où Molière a dépeint un Purgon ? Et les étudiants de médecine devront-ils toujours, pour plaire aux autorités, rester en état de Thomas Diafoirus, bons pour disséquer une femme et pour faire leur « compliment » à n'importe quelle vieille superstition d'ignorance et de barbarie ?

Et si nous passions en revue les ordonnances multiples, contradictoires et irréconciliables! Mais c'en est assez d'exemples. Le Formulaire magistral nous fait frémir. Ce n'est plus de la science : nous ne voulons pas dire que ce soit de la torture ; mais c'est tout au moins l'erreur qui conduit involontairement à la plus cruelle des souffrances : c'est, enfin, la réalisation de l'effrayante maxime, faites le mal pour que le bien vienne.

Quoique notre conscience nous ait fait un devoir de mettre sous les yeux quelques-unes des formules des grands médecins de l'ancienne école, nous sommes loin de vouloir faire aucune personnalité : c'est le *système* que nous dénonçons. C'est seulement pour prouver la nécessité d'en employer un meilleur que nous faisons ressortir l'état actuel de la médecine normale lorsqu'il s'agit de traiter

les affections de cette unique et merveilleuse orga-
nisation nerveuse, qui est à la fois le siége de
l'âme, le muscle de la pensée, et, humainement
parlant, la source de la sensation, de l'activité et
de la volonté.

Devant elle le médecin doit avoir une crainte
religieuse et ne porter qu'une main discrète sur ce
chef-d'œuvre du travail de Dieu.

Les limites de ce traité nous défendent d'exposer
les rapports du cerveau et des nerfs avec le reste
du corps. Qu'il suffise de dire que tout s'enchaîne
et se lie, que le cerveau, l'épine dorsale et le système ganglionaire du tronc agissent et réagissent
l'un sur l'autre et sur toute partie de notre organi-
sation ; et qu'une plus parfaite connaissance des
causes des affections nerveuses, une poursuite plus
intime dans les rapports de l'appareil sensitif et
des médicaments à lui propres et convenables met-
tront nos confrères de l'avenir sur la voie de guérison de toutes les douleurs, crises ou affections
nerveuses que nous suivons, sans employer aucune
médecine dangereuse, sans faire perdre une goutte
de sang, sans tourmenter la peau par aucun cautère
ou vésicatoire, et sans enfoncer une seule aiguille
dans le corps du malade.

Voici, en peu de mots, notre système. Certain d'abord qu'aucun cas ne ressemble exactement à un autre (ce qui distingue tout de suite notre système de celui des médecins qui donnent à une centaine de malades la même ordonnance stéréotypée), nous prenons chaque cas, comme un fait isolé, seul et particulier. Nous examinons chaque symptôme. Nous cherchons les causes approximatives et probables. Nous considérons le teint, l'âge, le sexe et le tempérament. Enfin nous arrivons à la cause créatrice du mal, et alors grâce à une connaissance exacte des forces et des effets de nos médicaments, à la méthode certaine de guérir le mal.

Les moyens en apparence les plus simples suffisent toujours. Boire quelques cuillerées d'eau filtrée dans laquelle une goutte de médecine, sans goût, a été versée ; et observer un régime simple : voilà tout ce qu'il y a de nécessaire pour opérer la plupart des cures. Très-peu de cas exigent plus que ce traitement si simple, si immédiat, si libre de toute douleur, même de tout inconvénient.

Y a-t-il un mal de dent, d'oreille, névralgie de la tête, de la figure, ou de quelque autre partie du corps, nous apprenons bien vite la cause, et quelquefois dans une minute, toujours en très-peu de temps, nous soulageons la douleur et mettons le malade sur la voie d'une guérison radicale.

Les crises nerveuses des dames et toutes les formes de l'hystérie cèdent bien vite à notre traitement.

Les grandes douleurs goutteuses et rhumatismales ne durent jamais plus de quelques heures, et, si le malade suit fidèlement le traitement que nous lui prescrivons, très-peu de jours suffisent pour la guérison compète. En tout cas, il y a très-peu de médicaments, jamais de douleurs, seulement : nous imposons au malade un régime qui lui défend les aliments pouvant déranger la digestion ou contrarier l'action de notre médication délicate.

Nos médecines sont presque purement végétales; les alcalis végétaux ; les spécifiques ; les sucs qui agissent sur les petits vaisseaux qui entourent et pressent les tendres fibrilles des nerfs.

Dans les cas, assez rares, de vraie maladie de la substance des nerfs ou de leurs enveloppes, il est besoin d'un traitement plus prolongé; et alors il se peut que des doses très-minimes de certains minéraux soient aussi nécessaires. Mais de toute manière les grandes douleurs sont presque de suite arrêtées, et jamais on ne prend une assez forte dose de médicaments pour qu'elle puisse causer le moindre mal, le plus léger symptôme de maladie médicinale. En un mot, avec ce système on ne peut avoir aucune mauvaise conséquence.

Dans les cas des plus graves affections nerveuses, la paralysie, l'hypochondrie et telles maladies chroniques, le triomphe de notre méthode est le plus sûr. En effet, c'est la seule qui puisse guérir ces affections. Avec les anciens traitements des affections nerveuses chroniques, l'inutilité de la médecine officielle, est franchement avouée par les meilleurs médecins de cette école. Pour un client particulier on met des formes et on applique des cautères, et on essaye de tout autre remède violent ; mais dans les hôpitaux on passe le lit du malade, et si un étranger demande la raison de cette apparente négligence, on hausse les épaules en disant : Il n'y a rien à faire ; et on attend tranquillement la fin s'il est impossible de renvoyer le malade comme incurable.

Que l'on en soit bien convaincu, toute maladie

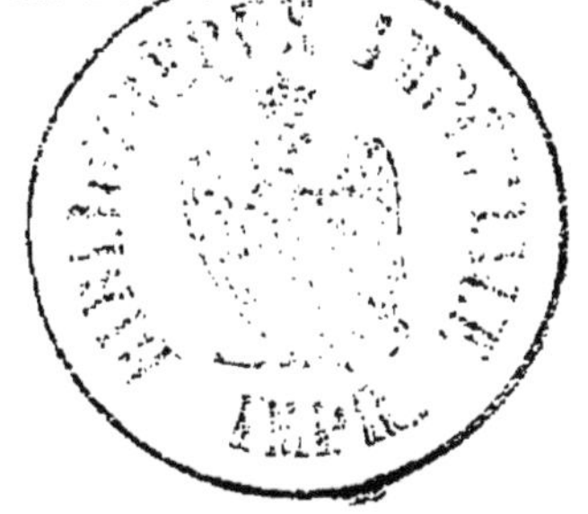

nerveuse aiguë ou chronique peut être guérie. Les
seules exceptions, s'il y en a, sont dans les cas des
personnes âgées ou tellement épuisées, qu'elles
n'ont plus assèz de forces pour permettre à la
réaction de se produire. Mais, dans ces cas, on ne
meurt pas de la maladie nerveuse mais de l'épui-
sement des forces vitales dont les nerfs ne sont
qu'une partie et ne sont pas le tout.

En revanche, si la nouvelle médecine (on l'appelle nouvelle mais elle est aussi ancienne qu'Hip-
pocrate), si notre système ne parvient pas toujours
à guérir complétement les plus graves cas de paralysie, il est très-rare que les accès plus légers et
plus communs de toute autre affection nerveuse qui
se caractérise par la douleur, par la détresse, par
l'ennui de vivre, ne soient pas parfaitement guéris
en si peu de temps et avec si peu de difficulté que
les malades se demandent souvent si vraiment ils
ont été aussi malades qu'ils l'avaient supposé.

Il m'est arrivé, il y a quelques mois, d'être ap-
pelé près d'une dame anglaise qui souffrait d'une
névralgie du cou et de la nuque. Elle accusait d'a-
troces douleurs qui s'étendaient des épaules jusqu'à l'occiput. Pendant trois semaines elle avait été

traitée par des médecins qui avaient essayé beaucoup de médicaments à l'intérieur et beaucoup d'applications externes, y compris les frictions et les cataplasmes opiacés, la ventouse, les sangsues et un assez grand vésicatoire coupé artistement pour s'adapter au cou.

Il fallait d'abord calmer l'irritation causée par ces « remèdes » violents, malgré lesquels la douleur persistait dans toute sa force. Mais, dès que le traitement sérieux commença, l'effet fut si immédiat que d'abord la malade ne put pas croire que je l'avais guérie avec si peu de médecine. Après toutes les grandes souffrances qui avaient résisté à ses autres soins, une seule goutte d'une médecine claire, délayée dans de l'eau, pouvait-elle la guérir ? C'était pour elle incroyable ; mais cette dame se garde bien d'appeler ses anciens médecins, quand un accès quelconque lui arrive. Dans un autre cas aussi peu grave, je me souviens que, pendant que je soignais le général X..., un de ses petits-fils, qu'il gardait chez lui, souffrait horriblement de maux d'oreilles. L'enfant avait été alité deux jours avant qu'on ne me consultât pour lui. Je soignais seulement le général ; et le médecin des enfants, un assez célèbre docteur, avait commandé un traitement qui devait durer encore trois jours et à la fin duquel l'enfant devait aller mieux. Mais, en quittant le général, vers les onze heures du soir, on me pria de voir le pauvre petit qui devenait fou de douleur. En vain je disais que je ne devrais pas mêler mon traitement à celui d'un médecin de l'autre école. Enfin l'état piteux de l'enfant me décida, et je demandai une cuillerée d'eau dans laquelle je mêlai un atome d'une poudre que j'avais dans mon carnet. C'était, en effet, la fraction d'une goutte d'une teinture mêlée avec du sucre de lait. On versa la cuillerée dans la gorge de l'enfant, et quelques moments après il s'assit debout pour la première fois depuis deux jours, en nous annonçant tout simplement que la douleur était partie. Le mal d'oreille cessa à l'instant où il avalait la médecine. La famille du général et ses servantes peuvent, si elles le veulent bien, témoigner de ce petit fait qui les a assez étonnées sur le moment et dont on m'a souvent parlé depuis.

Un autre exemple et j'en finis. J'ai devant moi le portrait d'un digne et vénérable ecclésiastique qui, parce qu'il avait voulu se débarrasser d'une névralgie du cuir chevelu, avait été torturé presqu'à la mort par de célèbres médecins de Paris. On l'avait purgé, saigné, brûlé au vif, cautérisé lentement et à plusieurs reprises. Il se tordait jour et nuit au point qu'il en était arrivé à désirer que la mort vînt le délivrer de ses angoisses. Ses amis désespérés me disaient : Pouvez-vous faire quelque chose? Nous sommes au désespoir. Ce cas si obstiné, si persistant, céda à la première goutte d'un alcali végétal alcoolisé délayé dans un verre d'eau.

Jusqu'où n'ira-t-elle pas cette nouvelle médecine ? Voilà la seule question que se posent ses disciples !

Intimement convaincu des bienfaits accordés au genre humain par la vérité qu'enseigne la nouvelle école, nous croyons pouvoir affirmer qu'à côté de tout mal physique Dieu a créé et préparé le remède naturel ; que l'homme n'a qu'à le rechercher pour le trouver et s'en servir.

L'observation, l'expérience, les faits accomplis, voilà tous les secrets de notre nouvelle médecine.

Nous rompons avec la routine et l'ancienne doctrine. Pour nous la vérité scientifique, c'est-à-dire le diagnostic exact et la recherche du moyen de guérir, est notre seul but, et guérir sans blesser notre mandat impératif.

Bref, nous voulons rendre au mot *Médecine* sa

véritable signification. Au lieu de droguer, de blesser, de couper, de torturer, d'estropier, nous guérissons et nous ne faisons rien de plus.

Une assez longue expérience des maladies nerveuses dans les pays les plus civilisés et une connaissance des traitements les plus réussis en Angleterre et dans les États-Unis nous fait présumer que nos services ne seront pas sans utilité dans la ville de Paris. Mais dans cette cité, la cité de l'intelligence, on mène la vie à la vapeur, à tel point que, comme Balzac l'a dit, l'air même des rues est chargé de vitalité sortie de la plus ardente population qui existe sur la terre. Les excitations et réactions nécessaires doivent amener beaucoup de crises, d'abattements, de céphalalgies, de douleurs, d'épuisements nerveux. Ainsi souffrant, un malade nous en saura gré si nous lui avons indiqué le moyen sûr de se rétablir sans souffrir davantage.

Le grand objet de ce petit traité populaire est de faire connaître qu'il y a à Paris seul plus de cinquante praticiens du même art salutaire, à qui les malades souffrant de n'importe quelle maladie peuvent avoir recours sans la moindre possibilité d'empirer leur santé.

Le progrès de l'homœopathie augmente tous les jours; car, cela va sans dire, c'est de l'homœopathie pure et raisonnable que nous sommes le plus humble avocat; mais, comme ici les homœopathes sont, de tous ceux qui pratiquent l'art de la médecine, les plus modestes et les moins portés à se mettre en évidence devant le public, qu'il soit permis à un confrère d'outre-mer de prêter le poids de son honnête, mais faible appui, à la résultante des forces réunies de ses collaborateurs si instruits et si zélés qui, déjà appelés à soigner les plus illustres personnages de l'État, se préparent à construire un hôpital homœopathique pour le bien commun et à faire voir sur une grande échelle qu'on peut guérir sans danger, qu'on peut rétablir sans augmenter le mal.

Dans ce vaste champ d'utilité médicale, on peut bien se permettre une étude spéciale. L'auteur de ces lignes s'est longtemps consacré au traitement des affections nerveuses, et il ose annoncer à ceux qui en souffrent les angoisses et se sont adressés en vain à l'ancienne médecine, qu'il existe encore des ressources dans la nouvelle science, et que pour tous ceux qui souffrent il est un moyen sûr, sans danger et même sans peine, de revenir à la santé.

Docteur ALLEN.

157, Faubourg St-Honoré, chez lui de 3 à 5 heures.

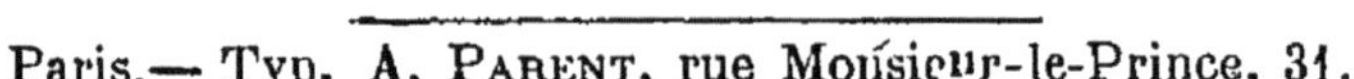

Paris.— Typ. A. PARENT, rue Monsieur-le-Prince, 31.

www.ingramcontent.com/pod-product-compliance
Ingram Content Group UK Ltd.
Pitfield, Milton Keynes, MK11 3LW, UK
UKHW020916140726
13695UKWH00006B/2565